Adegbenga Ademolu

Perspetiva multinacional da prestação de cuidados de saúde

Adegbenga Ademolu

Perspetiva multinacional da prestação de cuidados de saúde

Preferência tanto para o sector privado como para o sector público

ScienciaScripts

Cover image: www.ingimage.com

This book is a translation from the original published under ISBN 978-613-8-50270-8.

Publisher:
Sciencia Scripts
is a trademark of
Dodo Books Indian Ocean Ltd. and OmniScriptum S.R.L publishing group

120 High Road, East Finchley, London, N2 9ED, United Kingdom
Str. Armeneasca 28/1, office 1, Chisinau MD-2012, Republic of Moldova, Europe
Printed at: see last page
ISBN: 978-620-8-16949-7

ÍNDICE DE CONTEÚDO

CAPÍTULO 1 4
CAPÍTULO 2 6
CAPÍTULO 3 8
CAPÍTULO 4 9
CAPÍTULO 5 12
CAPÍTULO 6 15
CAPÍTULO 7 18
CAPÍTULO 8 20
CAPÍTULO 9 21
CAPÍTULO 10 22
CAPÍTULO 11 23
CAPÍTULO 12 25
CAPÍTULO 13 27
CAPÍTULO 14 29
CAPÍTULO 15 30
CAPÍTULO 16 31
CAPÍTULO 17 32
CAPÍTULO 18 33
CAPÍTULO 19 34
CAPÍTULO 20 35
CAPÍTULO 21 36
CAPÍTULO 22 37
CAPÍTULO 23 38
CAPÍTULO 24 39
CAPÍTULO 25 40
CAPÍTULO 26 51

CAPÍTULO 27	**53**
CAPÍTULO 28	**54**
CAPÍTULO 29	**55**

ABREVIATURA

HCD--------Health Care Delivery

GHCD------Government Health Care Delivery

PHCD-------Private Health Care Delivery

HCB---------Health Care Bill

HTED-------Health Technology to Expert Dissociation

CAPÍTULO 1

INTRODUÇÃO

A saúde global padrão pode ser um caminho para a riqueza global. A saúde é a verdadeira riqueza, mas a riqueza não é a saúde. No entanto, a riqueza influencia a criação de prestadores de cuidados de saúde e também a prestação de cuidados de saúde, quer sejam privados ou públicos. O compromisso monetário do sector privado e do Estado para com a saúde influencia não só a gestão do pessoal no sector da saúde, mas também a qualidade dos cuidados de saúde prestados aos cidadãos. Esta qualidade dos cuidados influencia a decisão dos utilizadores finais dos cuidados de saúde de diversas formas, como se pode ver na primeira parte deste texto (1), em que alguns inquiridos preferem o sector privado, enquanto outros preferem o sector público da saúde.

Na segunda parte deste artigo, analisarei os subconjuntos de inquiridos multinacionais que preferem tanto a prestação de cuidados de saúde privados (PHCD) como a prestação de cuidados de saúde públicos (GHCD). De acordo com a Organização Mundial de Saúde, a saúde é um estado de completo bem-estar físico, mental e social e não apenas a ausência de doença ou enfermidade.

O gozo do mais elevado nível de saúde possível é um dos direitos fundamentais de todos os seres humanos, sem distinção de raça, religião, crença política, condição económica ou social.

A saúde de todos os povos é fundamental para a consecução da paz e da segurança e depende da plena cooperação dos indivíduos e dos Estados.

Os resultados alcançados por qualquer Estado na promoção e proteção da saúde são importantes para todos.

O desenvolvimento desigual nos diferentes países no que diz respeito à promoção da saúde e ao controlo das doenças, especialmente das doenças transmissíveis, é um perigo comum. O desenvolvimento saudável da criança é de importância fundamental; a capacidade de viver harmoniosamente num ambiente total em mudança é essencial para esse desenvolvimento.

A extensão a todos os povos dos benefícios dos conhecimentos médicos, psicológicos e afins é essencial para a mais completa consecução da saúde.

A opinião informada e a cooperação ativa por parte do público são da maior importância para a melhoria da saúde das pessoas.

Os governos têm uma responsabilidade pela saúde dos seus povos que só pode ser cumprida através da adoção de medidas sanitárias e sociais adequadas (2).

CAPÍTULO 2

METODOLOGIA E CONCEPÇÃO DO ESTUDO

Este estudo foi efectuado fora da Nigéria - em dois locais. O primeiro foi em Amesterdão, Países Baixos, Europa; o segundo foi em Chicago, Illinois, Estados Unidos da América. A administração de um questionário permitiu obter as informações após a obtenção do consentimento informado de cada um. No caso dos menores que participaram neste estudo, foi obtido o consentimento informado dos seus pais/tutores.

O questionário pré-testado indicava o objetivo do estudo e era composto por duas secções A e B. A secção A obtinha informações sobre os dados demográficos do inquirido, excluindo o nome, informações sobre a nacionalidade, o sexo, a idade e a religião. A secção B continha uma pergunta de inquérito com 25 tópicos, para obter informações sobre várias questões relacionadas com a perspetiva da saúde na prestação de cuidados de saúde privados e públicos (HCD).

No total, 121 inquiridos multinacionais - de 32 países - participaram no inquérito. O estudo foi concebido para pessoas com 18 anos ou mais, excluindo nigerianos de todas as idades, quer se encontrem na Nigéria ou na diáspora. No entanto, foram incluídos no estudo sete menores de 18 anos, um de 11 anos, dois de 13 anos, um de 15 anos, dois de 16 anos e um de 17 anos. Os inquiridos foram selecionados aleatoriamente. Havia inquiridos da América do Norte e do Sul, da Europa, de África, da Ásia e da Austrália. A distribuição dos inquiridos de acordo com as suas nacionalidades é a seguinte Estados Unidos da América 32,23%, coreanos 9,09%, britânicos 7,44%, chineses 5,79%, alemães 4,96%, australianos 4,13%, brasileiros 4,13%, mexicanos 3,31%, franceses 2,48%, sul-africanos 2,48%, canadianos 2,48%, indianos 1,65%, iranianos 1,65%, holandeses 1,65%, turcos 1,65%, taiwaneses

1,65%, russo 1,65%, enquanto 0,83% dos inquiridos são sérvios, iraquianos, jamaicanos, sauditas

Árabe, japonesa, italiana, singapurense, egípcia, malaia, argentina, boliviana, austríaca, colombiana, de Trinidad e Tobago e da Comunidade das Baamas, ver quadro 1.

TABLE 1: DISTRIBUTION OF MULTINATIONAL RESPONDENTS IN PERCENTAGES (%)

COUNTRY	PERCENTAGE OF RESPONDENTS	COUNTRY	PERCENTAGE OF RESPONDENTS
UNITED STATES OF AMERICA (USA)	32.23	SOUTH AFRICAN	2.48
KOREANS	9.09	CANADIAN	2.48
BRITON	7.44	INDIAN	1.65
CHINESE	5.79	IRANIAN	1.65
GERMAN	4.96	DUTCH	1.65
AUSTRALIAN	4.13	TURKISH	1.65
BRAZILIAN	4.13	TAIWANESE	1.65
MEXICAN	3.31	RUSSIAN	1.65
FRENCH	2.48	OTHERS	12.45

CAPÍTULO 3

RESULTADOS DAS RESPOSTAS DAS MULTINACIONAIS INQUIRIDAS

PREFERÊNCIA PELA PRESTAÇÃO DE CUIDADOS DE SAÚDE, TANTO PRIVADOS COMO PÚBLICOS

Uma análise mais aprofundada deste inquérito revelou que, das 121 multinacionais registadas - 45 inquiridos representando, 37,19% de todos os inquiridos mostraram preferência pela prestação de cuidados de saúde privados e públicos no seu país de domicílio. A repartição é a seguinte:

CAPÍTULO 4

ESTADOS UNIDOS DA AMÉRICA

Os cidadãos americanos constituíam 17,78% (8 inquiridos) de todos os inquiridos que mostraram preferência pela prestação de cuidados de saúde privados e públicos. Isto representa 21,62% de todos os cidadãos americanos representados neste estudo.

Destes inquiridos, 37,5% tinham acedido apenas a serviços de saúde privados (PHCD), outros 37,5% não tinham acedido a nenhum dos sectores e 25% tinham acedido apenas a serviços de saúde públicos (GHCD). Nenhum destes inquiridos tinha acedido a ambos os sectores antes deste inquérito.

As razões apresentadas para esta preferência igual por ambos os sectores da saúde incluem o facto de os encargos governamentais serem mais baixos, de acordo com 37,5% dos inquiridos; um deles afirmou que os serviços governamentais estão mais bem equipados; enquanto um disse que a confidencialidade é melhor nos serviços privados; outro afirmou que a prestação de cuidados de saúde privados só existe nos EUA, mas que prefere ambos. Os restantes dois não disseram nada sobre as suas razões.

Destes grupos de cidadãos americanos, 37,5% disseram que aconselhariam um amigo a frequentar ambos os sectores, outros 25% disseram que aconselhariam um amigo a frequentar qualquer um deles, outros 25% disseram que aconselhariam o governo, enquanto o oitavo inquirido deste grupo não se pronunciou sobre a questão. As razões apresentadas incluem o facto de o governo dar uma maior cobertura; o cidadão americano de 16 anos do grupo que preferiu indicar o GHCD a um amigo disse que acha que o governo vai tratar bem do assunto e prestar cuidados às pessoas. Outro inquirido disse que a sua recomendação dependeria da situação financeira do amigo; outro disse que o amigo só poderia obter ajuda do governo se não tivesse dinheiro.

No entanto, quando questionados sobre qual dos dois sectores oferece, em média, cuidados de saúde adequados, 75%, incluindo o jovem de 16 anos, disseram que não sabiam dizer, 25% disseram que era privado e os restantes 25% disseram que era público.

Metade destes inquiridos norte-americanos não sabe qual escolher se tiver todos os recursos financeiros à sua disposição. 37,5% afirmaram que, nessas condições, escolheriam o privado, incluindo o jovem de 16 anos, enquanto o restante inquirido disse que escolheria o público. O cidadão americano de 16 anos justificou a sua escolha com o facto de poder escolher por si próprio e de poder obter os cuidados que deseja. Os outros não disseram nada.

A acessibilidade, o preço, a disponibilidade e a situação de emergência são os factores que influenciam a sua escolha de HCD.

Relativamente ao resultado do tratamento, 37,5% dos inquiridos afirmaram que o resultado é igual, mas nenhum deles apresentou uma razão para esta perspetiva.

Outros 37,5% indicaram que o resultado do tratamento é melhor com o GHCD, com uma razão como: "permite que todos tenham acesso a cuidados de saúde e que as pessoas com Síndrome de Imunodeficiência Adquirida precisam mais deles".
Sobre os subsídios aos cuidados de saúde. 50% dos inquiridos norte-americanos não sabem se o governo subsidia ou não os cuidados de saúde, 37,5% afirmam que o governo o faz, enquanto os restantes se mantiveram em silêncio (ver figura 1). 62,5% dos inquiridos não têm a certeza se os subsídios à prestação de cuidados de saúde influenciam ou não a sua escolha, enquanto os restantes se mantiveram em silêncio. 75% ficaram em silêncio sobre se o governo deve ou não subsidiar a prestação de cuidados de saúde, 12,5% disseram que sim e 12,5% disseram que não.

25% pagam a sua fatura de cuidados de saúde (HCB), 25% não têm essa informação; 37,5% da fatura é paga pelo pai ou pela entidade patronal do pai, enquanto a sua entidade patronal paga 12,5% da HCB.

Destes inquiridos, 62,5% afirmaram que nunca tinham tido uma má experiência pessoal em cuidados de saúde privados, enquanto outros se mantiveram em silêncio sobre a questão. Apesar de

37,5% dos inquiridos se mostrarem neutros quanto à questão de saber se os médicos privados são perfeitos, 25% discordam, 12,5% concordam fortemente que são perfeitos, enquanto outros se mostraram silenciosos. 62,5% afirmaram não ter tido uma má experiência pessoal nos cuidados de saúde públicos, enquanto outros se mantiveram em silêncio. Relativamente à questão de saber se a prestação de cuidados de saúde pelo Estado é perfeita, 37,5% discordam, enquanto 12,5% concordam fortemente, 12,5% concordam e 12,5% são neutros, enquanto outros se mantêm em silêncio.

Um deles afirmou que "o privado pode desqualificá-lo", embora tenha afirmado que gosta do nível de cuidados do médico na prestação de cuidados de saúde privados. Outros gostaram do nível de cuidados dos médicos e dos enfermeiros nos cuidados de saúde privados.

Sobre a forma como o GHCD pode melhorar, aconselharam o seu sector da saúde a organizar-se melhor, a torná-lo gratuito para todos, a trabalhar nos custos e na eficiência, a ser mais universal e a aumentar a rapidez dos serviços.

Quanto à forma como a PHCD pode melhorar, aconselham a redução dos preços para os que não podem pagar e a trabalhar nos custos e na eficiência.

CAPÍTULO 5

COREIA

Os coreanos também constituíam 17,78% (8 inquiridos) de todos os que mostraram preferência tanto pela PHCD como pela GHCD, constituindo 72,72% de todos os coreanos envolvidos neste inquérito.

Antes deste inquérito, 75% tinham acedido aos sectores PHCD e GHCD, 12,5% tinham acedido ao PHCD e 12,5% não tinham acedido a nenhum.

As razões para a sua preferência incluem o facto de os encargos governamentais serem mais baixos, uma perspetiva partilhada por 62,2% dos inquiridos, e de os cuidados de saúde privados estarem mais bem equipados, também partilhada por 37,5% dos inquiridos.

Quando lhes foi perguntado que tipo de clínica aconselhariam a um amigo ou conhecido, 50% responderam que poderiam aconselhar ambas, 25% afirmaram ser do governo, 12,5% afirmaram ser privada, enquanto o restante inquirido se mostrou neutro. As razões citadas para esta perspetiva incluem o facto de o privado se centrar mais na saúde do que o público e de o facto de o pagamento ser feito em privado estimular a pessoa.
Outro disse que tanto o sector privado como o público estão ao mesmo nível; enquanto outro disse que deixaria o amigo à sua escolha.

Relativamente à questão da média; qual dos dois oferece cuidados de saúde adequados, 50% dos coreanos no estudo disseram que é privado, 25% disseram que o serviço é o mesmo. 12,5% disseram que o governo e 11,5% não sabem dizer.

Se estes coreanos dispuserem de todos os recursos financeiros, 75% disseram não saber qual dos dois sectores escolheriam. 12,5% responderam que seria o sector privado e 12,5% que seria o sector público. Todos, exceto um, não deram qualquer razão para a sua perspetiva; o único que deu uma razão disse que vai considerar qual é o melhor, uma vez que não tem a certeza por agora.

A disponibilidade, a acessibilidade económica, a acessibilidade e a situação de emergência são factores que influenciam a escolha dos cuidados de saúde.

A perspetiva dos coreanos difere quanto ao resultado do tratamento nos dois sectores. 50% afirmaram que o resultado é igual, 37,5% afirmaram que o resultado é melhor no sector privado e 12,5% afirmaram que é melhor no sector público.

Os coreanos afirmaram que o seu governo subsidia a prestação de cuidados de saúde, segundo 50% deles, 37,5% disseram que não sabem se o seu governo o faz, enquanto 12,5% disseram que o governo não o faz (ver figura 2). Dos que afirmaram que o seu governo subsidia a prestação de cuidados de saúde, metade afirmou que isso influencia a sua escolha de HCD, enquanto a outra metade não tem a certeza de que isso aconteça. Os coreanos que afirmaram que o governo não subsidia a saúde preferem que o governo o faça.

A maioria (62,5%) dos coreanos paga a sua própria conta de cuidados de saúde; alguns recebem apoio do governo; enquanto outros declararam que a entidade patronal ou as companhias de seguros são responsáveis pela sua conta de cuidados de saúde.

Por unanimidade, os coreanos afirmaram que nunca tinham tido uma má experiência pessoal com a prestação de cuidados de saúde privados e foram todos neutros quando questionados sobre se os médicos privados são ou não perfeitos.

Quando lhes foi perguntado se já tinham tido uma má experiência pessoal no GHCD, 87,5% responderam enfaticamente que não. Um inquirido disse que nunca tinha acedido aos serviços de saúde públicos.

Quanto ao facto de o CHCD ser ou não perfeito, 75% dos inquiridos são neutros, 12,5% concordam e 12,5% não se pronunciam sobre a questão.

A maioria, 75% dos coreanos, gostou do nível de cuidados dos médicos na PHCD, enquanto a minoria, 37,5%, gostou do nível de cuidados dos médicos na GHCD na Coreia. Outros afirmaram que gostavam do nível de cuidados dos paramédicos e do estilo de gestão. É de salientar o facto de nenhum destes inquiridos coreanos ter indicado o nível de cuidados de enfermagem como sendo o seu preferido, tanto na GHCD como na PHCD, apesar de não terem escrito nada de depreciativo sobre os enfermeiros - ficaram em silêncio.

Os coreanos aconselharam o seu governo a afetar uma parte maior do orçamento à saúde. Um deles comentou que, na Coreia, muitos idosos querem receber cuidados de saúde do governo, mas que as pessoas nas zonas rurais não têm acesso a muitos deles. Aconselham o seu governo a regulamentar a prestação de cuidados de saúde privados.

CAPÍTULO 6

GRÃ-BRETANHA

Os britânicos constituíam 6,67% de todos os inquiridos com preferência tanto pelo GHCD como pelo PHED. Constituíram 33,3% (3 participantes) de todos os britânicos neste estudo. Um deles era um britânico de 11 anos de idade.

Antes do estudo, 66,6% tinham acedido a ambos os sectores, enquanto 33,3% tinham acedido apenas ao GHCD.

As razões para a sua preferência incluem o facto de as taxas do governo serem mais baixas - um deles disse que as taxas do governo são gratuitas, a criança de 11 anos disse que os cuidados de saúde privados estão mais bem equipados e que a confidencialidade é melhor nos estabelecimentos privados.

Do trio, um disse que poderia aconselhar um amigo a frequentar ambos os sectores, sem dar qualquer razão - um disse que aconselharia a frequentar o governo por causa do Seguro Nacional de Saúde (NHI) gratuito, enquanto o jovem de 11 anos disse que o privado parece ser muito melhor do que o governo.

Dois britânicos acreditam que os serviços são iguais em ambos os sectores, mas o jovem de 11 anos considera que os cuidados de saúde são mais satisfatórios para o governo.

Dois escolherão o privado se dispuserem de todos os recursos financeiros, enquanto um escolherá o público, devido à gratuitidade do seguro de doença. A criança de 11 anos escolherá o privado devido à maior oferta de cuidados de saúde do Estado.

A acessibilidade e a acessibilidade dos preços são os factores que influenciam a sua escolha de prestação de cuidados de saúde.

Dois britânicos acreditam (incluindo a criança de 11 anos) que o sector privado oferece melhores resultados em termos de tratamento, enquanto um afirma que o governo oferece melhores resultados.

Exceptuando o britânico menor de idade que disse não saber se o governo britânico subsidia a saúde, os outros dois disseram que o governo subsidia (ver figura 3). O subsídio influencia a escolha destes dois, mas não funciona para o outro.

As suas despesas de saúde são pagas pela entidade patronal e pelo Estado. Todos eles nunca tiveram uma má experiência pessoal na PHCD.

Os dois britânicos adultos concordam que o médico privado na Grã-Bretanha é perfeito, enquanto a criança de 11 anos foi neutra.

Enquanto 66,7% dos inquiridos afirmaram ter tido uma má experiência pessoal em matéria de GHCD na Grã-Bretanha, sob a forma de uma gestão lenta e deficiente e de conselhos diferentes por parte do mesmo hospital, 33,3% não o fizeram.

Um britânico concordou que a GHCD é perfeita; outro discordou e o terceiro ficou em silêncio.

A criança de 11 anos que se queixou de lentidão e má gestão no GHCD disse que gostou do nível de cuidados paramédicos no GHCD; o segundo britânico gostou do estilo de gestão, enquanto o terceiro, que é reformado e uma das pessoas que vivem com diabetes mellitus, atualmente em cadeira de rodas e com amputações bilaterais abaixo do joelho para o pé diabético, e que também tem cardiomiopatia diabética, disse que gostou do GHCD porque é gratuito.

Dois dos britânicos gostaram do estilo de gestão da PHCD, enquanto o terceiro comentou que a PHCD é provavelmente mais eficiente.

A capacidade deste menor britânico para comentar e dar conselhos sobre a prestação de cuidados de saúde na Grã-Bretanha é digna de nota, pois mesmo os menores, apesar da sua pouca idade, têm uma forma de formar as suas próprias impressões quando acedem à prestação de cuidados de saúde e alguns talvez possam dar conselhos úteis. O britânico que está a aguardar uma cirurgia aconselhou o governo a gastar mais dinheiro no hospital, apesar de isso custar dinheiro aos contribuintes. Comentou ainda que os cuidados de saúde no Reino Unido são únicos e que não há outro sítio como este.

CAPÍTULO 7

AUSTRÁLIA

Os australianos constituíam 6,67% de todos os inquiridos com preferência tanto por GHCD como por PHCD. Constituíram 60% (3 participantes) de todos os australianos no estudo.

Antes do inquérito, 66,7% tinham avaliado a prestação de cuidados de saúde pelo governo e 33,3% tinham avaliado ambos os sectores.

As razões para as suas perspectivas incluem o facto de os encargos governamentais serem menores e os privados estarem mais bem equipados.

Enquanto 33,3% aconselharão um conhecido a frequentar o sector privado, 33,3% aconselharão o sector público e 33,3% aconselharão ambos. As razões incluem: depende da situação, da urgência e do dinheiro, de acordo com o australiano que pode referir-se a ambos. O que se refere ao governo disse - os custos são mais baixos, enquanto o que se refere ao privado disse - o nosso governo tende a obrigar-nos a ter cuidados de saúde privados, caso contrário o nosso rendimento é mais tributado.

De acordo com 66,7% dos australianos, não sabem dizer qual dos dois sectores oferece cuidados de saúde satisfatórios, enquanto 33,3% disseram que é o privado. 66,7% disseram igualmente que, se tivessem todos os recursos financeiros à sua disposição, frequentariam o sector privado, enquanto 33,3% disseram que não sabiam qual frequentar nesse cenário. A escolha do sector privado deve-se ao facto de a lista de espera ser menor e de haver melhores cuidados de saúde; melhores médicos, menos tempo de espera; no entanto, um australiano disse: "é caro e nem sempre está coberto para tudo".

A acessibilidade, o preço, a disponibilidade e a situação de emergência são os factores que influenciam a sua escolha de prestação de cuidados de saúde.

Enquanto um australiano considera que os resultados são iguais em ambos os sectores, outro considera que são melhores no sector privado e um terceiro não se pronunciou. 66,7% não sabem se o seu governo subsidia a prestação de cuidados de saúde, enquanto 33,3% não se pronunciaram (ver figura 4). Um dos inquiridos não tem a certeza se o subsídio de saúde influencia a sua escolha de prestação de cuidados de saúde. Um dos que não sabe se existe subsídio expressa o desejo de que o governo subsidie os cuidados de saúde. A sua fatura de cuidados de saúde é paga pelo próprio, pela família e pelos pais.

Embora nem todos tenham tido más experiências pessoais em ambos os sectores, todos discordam de que os dois sectores sejam perfeitos no seu país.

Gostaram do estilo de gestão e do nível de cuidados dos enfermeiros na GHCD, enquanto um gostou do nível de cuidados dos médicos na PHCD. Um deles aconselhou a PHCD a aumentar a acessibilidade.

CAPÍTULO 8

CANADÁ

Os dois canadianos com esta perspetiva constituíam 66,7% dos canadianos neste inquérito. Constituíam 4,44% dos que tinham preferência por ambos os sectores. São ambos canadianos naturalizados, sendo um natural do Japão e o outro do Vietname. Ambos acederam a ambos os sectores antes do estudo. Um deles afirmou que a sua preferência se deve ao facto de os encargos governamentais serem menores.

Ambos aconselharão um amigo ou conhecido a frequentar um ou ambos os sectores, consoante as finanças, a situação e a procura do amigo. Ambos não sabem dizer qual dos dois sectores oferece uma prestação de cuidados de saúde satisfatória. Ambos não sabem qual dos sectores escolher se tiverem todos os recursos financeiros à sua disposição.

A acessibilidade, a acessibilidade dos preços, a disponibilidade e a fiabilidade influenciam a sua escolha de prestação de cuidados de saúde. Ambos partilham a perspetiva de que os resultados são iguais em ambos os sectores e ambos admitiram que o governo canadiano subsidia os cuidados de saúde (ver figura 5), mas enquanto um disse que isso não influencia a sua escolha de cuidados de saúde, o outro não tem a certeza se influencia. A sua fatura de cuidados de saúde é paga pelo próprio, pela entidade patronal e pelo Estado. Também não tiveram uma má experiência pessoal no sector privado da saúde, um não tinha acedido à PHCD e o outro não tinha tido uma má experiência na GHCD, mas um deles discorda fortemente de que a PHCD seja perfeita, enquanto o outro se mantém em silêncio. Afirmou, no entanto, que a qualidade média dos médicos pode ser melhor do que a dos médicos privados, mas que os privados podem ter uma competência especial. Não aconselharam o Governo canadiano sobre a melhoria de nenhum dos sectores.

CAPÍTULO 9

MEXICO

Metade dos mexicanos (2 participantes) neste inquérito tinha preferência tanto pelo GHCD como pelo PHCD. Antes deste inquérito, ambos já tinham acedido a ambos os sectores. Antes deste inquérito, ambos já tinham acedido a ambos os sectores. Comentaram que as taxas do governo são mais baixas e que os privados estão mais bem equipados. Ambos admitem que o sector privado tem cuidados de saúde satisfatórios e que ambos o frequentarão se tiverem todos os recursos financeiros à sua disposição, tendo um deles afirmado que "no México, os serviços e os resultados do tratamento são melhores no sector privado do que no público".

A acessibilidade e a acessibilidade dos preços influenciam a sua escolha de HCD. Ambos admitiram que o governo mexicano subsidia a prestação de cuidados de saúde e um deles admitiu que este facto influencia a sua escolha de HCD, enquanto o outro não tem a certeza. Ambos pagam os seus cuidados de saúde. Um concorda que a PHCD é perfeita, enquanto o outro é neutro. Relativamente ao GHCD, um deles teve uma má experiência pessoal no que diz respeito a longas esperas, muita burocracia e, no final, acaba por se auto-medicar. O outro não teve uma má experiência pessoal no GHCD. Ambos discordam que os GHCD sejam perfeitos.

Um deles referiu o nível de cuidados do médico e o outro não referiu nenhum quando lhe foi perguntado o que gosta no GHCD. Na PHCD, gostaram do nível de cuidados dos médicos e do estilo de gestão. Aconselham o governo mexicano a prestar melhores cuidados e serviços, enquanto o privado deve baixar os preços.

CAPÍTULO 10

ALEMANHA

Dois alemães, que constituem 33,3% dos alemães envolvidos neste estudo, partilham uma preferência tanto pela GHCD como pela PHCD, constituindo 4,44% das pessoas com esta perspetiva.

Antes do inquérito, ambos tinham acedido ao GHCD. Ambos admitiram que os encargos do governo são menores e que o sector privado está mais bem equipado. Ambos admitiram que aconselhariam um conhecido a frequentar ambos os sectores. As suas razões incluem - o privado é mais caro, mas oferece melhores tratamentos médicos e é mais rápido; o outro afirmou - o governo oferece cuidados de saúde a toda a gente e não é preciso pagar muito, mas o privado está mais bem equipado. Afirmam que ambos os sectores oferecem cuidados de saúde satisfatórios.

Se tiverem todos os recursos financeiros à sua disposição, ambos escolherão o sector privado, e as suas razões incluem o facto de o tratamento médico ser melhor e mais rápido, com melhor equipamento. A acessibilidade dos preços é o fator que influencia a sua escolha de prestação de cuidados de saúde. Ambos acreditam que o privado proporciona melhores resultados em termos de tratamento. Ambos afirmam que o governo alemão subsidia a prestação de cuidados de saúde e que este facto influencia a sua escolha de cuidados de saúde.

A fatura dos cuidados de saúde é paga pelo próprio e pela entidade patronal. Embora não tenham tido más experiências pessoais em ambos os sectores, enquanto uns discordam que os sectores sejam perfeitos, os outros permanecem neutros sobre a questão.

Um deles gosta da acessibilidade do GHCD, enquanto o outro gosta porque todos podem participar. No sector da prestação privada de cuidados de saúde, gostaram do nível de cuidados prestados pelos médicos e enfermeiros e um deles aconselhou o Governo alemão a recrutar mais médicos com horários de trabalho por turnos.

CAPÍTULO 11

CHINA

Dois chineses, que constituem 28,57% dos chineses no estudo, mostraram uma preferência tanto pela GHCD como pela PHCD. Constituem 4,44% das pessoas com esta perspetiva.

Antes deste inquérito, um tinha acedido a ambos os sectores, enquanto outro tinha acedido apenas ao GHCD. A outra aconselha um conhecido a frequentar ambos os sectores, e as razões apresentadas incluem o facto de o privado prestar um serviço simpático e o público oferecer preços baixos e confiança. A outra aconselha qualquer um dos sectores, segundo ela, "em função das suas experiências".

Um chinês não sabe dizer qual dos dois sectores oferece cuidados de saúde adequados, enquanto o outro afirmou ser o privado - ele também frequentará o sector privado se tiver todos os recursos financeiros à sua disposição, o segundo chinês não sabe qual o sector que escolherá.

A acessibilidade é o fator que influencia a sua escolha de prestação de cuidados de saúde. Ambos acreditam que o resultado do tratamento é melhor no sector de saúde público, tendo um deles afirmado que na prestação de cuidados de saúde pública há mais oportunidades de tratamento com mais experiência. Ambos pagam as suas facturas de cuidados de saúde com o apoio da escola para um deles. Um deles disse ter tido uma má experiência pessoal na PHCD, sob a forma de má acessibilidade e mau serviço. A outra afirmou que nunca tinha acedido a serviços de saúde privados. O inquirido chinês com uma má experiência pessoal no sector privado foi o mesmo que afirmou que o sector privado oferece melhores cuidados de saúde adequados e que o escolheria face à disponibilidade financeira. Este é um indicador de que há valores que este chinês aprecia no sector privado de cuidados de saúde que influenciam a sua perspetiva. O segundo chinês não teve uma má experiência pessoal no GHCD na China, mas manteve-se neutro quanto ao facto de o GHCD ser ou não perfeito. Gostou do estilo de gestão em ambos os sectores. O outro chinês gostou do nível de cuidados do médico no GHCD e do nível de cuidados da enfermeira no PHCD.

Um dos inquiridos chineses aconselha o governo chinês a comercializar o investimento, enquanto o privado deve equilibrar o lucro e a quantidade de serviços. O outro aconselha o governo a adquirir equipamentos e o privado a melhorar através de responsabilidades.

CAPÍTULO 12

ÍNDIA

Os dois indianos envolvidos neste inquérito tinham uma perspetiva semelhante da preferência por PHCD e GHCD. Constituem 4,44% dos inquiridos com esta perspetiva.

Ambos afirmaram que o sector privado está mais bem equipado e um deles disse ainda que as taxas cobradas pelo governo são mais baixas e que há melhores médicos do lado do governo.

O segundo indiano aconselhava-o em qualquer caso, afirmando que "se o amigo puder pagar, então o privado, se não puder pagar, então o governo".

Se todos os recursos financeiros estiverem disponíveis, um escolherá o sector privado devido aos melhores cuidados, melhores instalações e higiene, enquanto o outro escolherá o sector governamental para obter uma opinião, mas acederá ao privado para a execução do plano.

A acessibilidade, o preço, a disponibilidade e a situação de emergência são os factores que influenciam a sua escolha de prestação de cuidados de saúde.

Um é da opinião de que o sector privado proporciona melhores resultados de tratamento, enquanto o outro pensa que os resultados são iguais.

Embora ambos admitam que o governo subsidia a prestação de cuidados de saúde, um disse que isso influencia a sua escolha de prestação de cuidados de saúde, enquanto o outro disse que não influencia. Um paga a sua fatura de cuidados de saúde e o outro é pago pela entidade patronal.

Ambos tiveram uma má experiência pessoal na PHCD, enquanto um não deu pormenores, o outro disse que "são feitos muitos testes desnecessários e despropositados, uma vez que têm mais instalações". Não se pronuncia sobre se a PHCD é perfeita ou não. O outro inquirido indiano discorda que os PHCD na Índia sejam perfeitos. Ambos já tiveram uma má experiência pessoal no GHCD, sem dar pormenores. No entanto, um deles mostrou-se neutro quanto ao facto de o GHCD ser perfeito, enquanto o outro permaneceu em silêncio sobre a questão.

Um deles gostou do nível de cuidados médicos, da qualidade dos médicos e dos cuidados de saúde primários no GHCD, enquanto o outro não se manifestou.

Um dos inquiridos indianos aconselhou o seu governo a melhorar mais os serviços, como os testes, enquanto aconselhou o sector privado a auditar os testes e os procedimentos dos médicos.

CAPÍTULO 13

ÁFRICA DO SUL

Dois sul-africanos nativos, que constituíam 66,67% dos sul-africanos neste inquérito, tinham preferência tanto pelo GHCD como pelo PHCD. Constituem 4,44% dos inquiridos com esta perspetiva.

Tinham acedido a ambos os sectores antes deste inquérito. Entre as razões que justificam a sua preferência contam-se o facto de as taxas cobradas pelo Estado serem mais baixas, de o sector privado estar mais bem equipado e de a confidencialidade ser maior no sector privado.

Um aconselhará um conhecido a frequentar um estabelecimento privado devido ao excelente serviço prestado, o segundo aconselhará um outro, segundo ele, "embora o privado fosse a escolha ideal, os estabelecimentos públicos - em certas zonas - também prestam serviços de qualidade".

Ambos concordaram que o sector privado da saúde oferece, em média, uma prestação de cuidados de saúde satisfatória e que ambos escolherão o sector privado se tiverem todos os recursos financeiros à sua disposição. Um deles afirmou que a escolha se deve à excelência do serviço, enquanto o outro disse que "em alguns estabelecimentos públicos, temos tendência a sentir que as nossas vozes caem em saco roto, mas nos estabelecimentos privados temos um certo controlo sobre o poder que temos para falar sobre o serviço".

Foram unânimes em afirmar que o sector privado na África do Sul oferece melhores resultados de tratamento do que o governo. Um deles afirmou que isso se deve ao facto de o sector privado cobrar mais pelos seus serviços, enquanto o outro disse que, na maioria dos casos, o sector privado proporciona melhores resultados, tendo também alguns selecionado o sector público.

Enquanto um disse que o governo sul-africano subsidia a prestação de cuidados de saúde, embora isso não afecte a sua escolha de prestação de cuidados de saúde, o outro disse que o governo não o faz e que prefere que o governo sul-africano o faça. Ambos pagam a sua fatura de cuidados de saúde. Ambos não tiveram uma má experiência pessoal anterior na PHCD, enquanto um é neutro quanto ao facto de a PHCD ser perfeita, o outro concorda que é. Um deles nunca tinha acedido à prestação de cuidados de saúde pelo governo na África do Sul e manteve-se neutro quanto ao facto de a GHCD ser perfeita.

O outro já tinha acedido ao GHCD anteriormente e tinha tido uma má experiência pessoal ao "ter de esperar durante horas numa enfermaria e receber analgésicos e ser-lhe dito que viesse mais tarde para suturar uma ferida". Decidiu manter-se em silêncio quando lhe perguntaram se o GHCD era perfeito. No entanto, disse que gostava do nível de cuidados dos paramédicos na GHCD, mas que gostava do nível de cuidados dos médicos, enfermeiros e paramédicos na PHCD. Por outro lado, o segundo sul-africano gostou do nível de cuidados dos médicos em ambos os sectores, mas preferiu o estilo de gestão em ambientes privados.

Aconselharam o governo sul-africano a melhorar a gestão e a empregar pessoas competentes. Afirmaram igualmente que a administração deve incutir o princípio do profissionalismo entre os funcionários. No que diz respeito ao sector privado, disse que está tudo bem na África do Sul, enquanto os outros disseram que deviam baixar as suas taxas em vez de cobrarem demasiado às pessoas, especialmente às que necessitam de assistência médica.

CAPÍTULO 14

EGIPTO

É o único egípcio neste inquérito e a sua preferência recai sobre a PHCD e a GHCD, tendo tido acesso a ambos os sectores antes do inquérito. Afirmou que o sector privado oferece cuidados de saúde adequados e que, se tiver todos os recursos financeiros à sua disposição, optará pelo mesmo, devido ao melhor equipamento.

Uma situação de emergência é um fator que influencia a sua escolha de prestação de cuidados de saúde, tendo afirmado que os resultados são melhores no sector privado. Não sabe dizer se o governo egípcio subsidia a prestação de cuidados de saúde e não tem a certeza se o subsídio influencia a sua escolha de prestação de cuidados de saúde, mas prefere os subsídios do governo egípcio para a saúde, se não estiverem atualmente em vigor.

Não teve uma má experiência pessoal em ambos os sectores antes de vir para o Egito, mas concorda que a PHCD é perfeita, mas foi neutro em relação à GHCD. Gostou do nível de cuidados dos enfermeiros no GHCD e do nível de cuidados dos médicos no PHCD. Aconselhou o GHCD a adquirir mais equipamento para melhorar, enquanto aconselhou o privado a reduzir os preços.

CAPÍTULO 15

TAIWAN

É um dos dois taiwaneses presentes neste inquérito. Constitui 2,22% dos inquiridos com esta preferência tanto pelo GHCD como pelo PHCD. A razão da sua preferência prende-se com o facto de as despesas do Estado serem menores e as do privado estarem mais bem equipadas. Afirmou que o sector privado presta cuidados de saúde adequados e que, se dispuser de todos os recursos financeiros, optará pelo privado.

A acessibilidade, a acessibilidade dos preços, a disponibilidade e a situação de emergência são os factores que influenciam a escolha da prestação de cuidados de saúde. Afirmou que os resultados são iguais em ambos os sectores. Afirmou que o governo de Taiwan subsidia a prestação de cuidados de saúde e que isso influencia a sua escolha de prestação de cuidados de saúde. É ele próprio que paga a sua fatura de cuidados de saúde. Não teve uma má experiência pessoal em ambos os sectores, mas, embora concorde que a PHCD é perfeita, foi neutro em relação à GHCD. Gostou do nível de cuidados dos médicos e dos enfermeiros no GHCD. Além disso, gostou do estilo de gestão da PHCD. Aconselhou o governo de Taiwan a melhorar o serviço ao cliente e aconselha o sector privado a baixar os custos.

CAPÍTULO 16

MALÁSIA

É o único malaio no inquérito. Constitui 2,22% dos inquiridos que preferem tanto a GHCD como a PHCD.

Antes do inquérito, tinha acedido a ambos os sectores. As razões da sua preferência incluem o facto de as taxas cobradas pelo governo serem mais baixas, de os equipamentos do governo estarem mais bem equipados e de a confidencialidade ser melhor nos equipamentos privados. Aconselhará um conhecido a frequentar os sectores públicos e, se tiver todas as condições financeiras à sua disposição, frequentará o sector público. A acessibilidade é o fator que influencia a sua escolha de prestação de cuidados de saúde. Disse que o governo da Malásia subsidia a prestação de cuidados de saúde, embora não tenha a certeza se isso influencia a sua escolha. É ele próprio que paga a fatura dos cuidados de saúde. Embora tenha dito que não teve uma má experiência pessoal no sector privado, comentou que é extremamente caro e mantém-se neutro quanto ao facto de a PHCD ser perfeita. Gosta do nível de cuidados dos médicos no GHCD e do estilo de gestão do PHCD.

Sobre o conselho ao GHCD, disse que as pessoas que acedem ao sistema devem utilizá-lo com sensatez e não abusar dele. Aconselhou o sector privado a melhorar a acessibilidade dos preços.

CAPÍTULO 17

SINGAPURA

É o único cidadão de Singapura neste estudo. Constitui 2,22% dos inquiridos que preferem tanto a GHCD como a PHCD. A sua preferência deve-se ao facto de as taxas cobradas pelo governo serem mais baixas e de o privado estar mais bem equipado. Aconselhará um conhecido a ambos os sectores devido ao baixo custo do governo e ao "menor tempo de espera no privado". Afirmou que o sector privado oferece melhores resultados em termos de tratamento.

Segundo ele, o governo de Singapura subsidia a prestação de cuidados de saúde, o que influencia a sua escolha. Paga ele próprio a sua fatura de cuidados de saúde em conjunto com o organismo de seguros. Não teve uma má experiência pessoal tanto no GHCD como no PHCD, e mantém-se neutro quanto à questão de saber se o GHCD ou o PHCD são perfeitos, pois gosta do baixo custo no GHCD e do menor tempo de espera no PHCD. Aconselha o governo de Singapura a contratar mais médicos e enfermeiros e o sector privado a baixar os custos.

CAPÍTULO 18

FRANÇA

Um dos três franceses que participaram neste inquérito manifestou a sua preferência tanto pelo GHCD como pelo PHCD. Ela representa 2,22% dos inquiridos com esta preferência.

Acedeu a ambos os sectores durante este inquérito. Aconselhará um conhecido a frequentar qualquer um dos sectores, embora não possa dizer, em média, qual deles oferece cuidados de saúde adequados. No entanto, se dispuser de todos os recursos financeiros, frequentará o sector privado, porque os doentes são mais bem tratados. A disponibilidade é o fator que influencia a sua escolha de prestação de cuidados de saúde. A disponibilidade é um fator que influencia a sua escolha de prestação de cuidados de saúde. É ela própria que paga a fatura dos cuidados de saúde.

No passado, teve uma má experiência pessoal em alguns estabelecimentos privados e teve igualmente uma má experiência pessoal na prestação de cuidados de saúde pelo Estado. É neutra quanto ao facto de a PHCD ser perfeita e omissa quanto à GHCD. Gostou do nível de cuidados dos médicos no GHCD e gostou do nível de cuidados dos enfermeiros com estilo de gestão também no PHCD. Afirmou que, em França, o GHCD é globalmente bom, embora aconselhe o privado a baixar os preços.

CAPÍTULO 19

ITÁLIA

É o único italiano que participa no inquérito. Constitui 2,22% dos inquiridos que preferem tanto a GHCD como a PHCD. Nunca tinha acedido aos cuidados de saúde antes do inquérito. A razão da sua preferência prende-se com o facto de os custos privados serem mais baixos e de a confidencialidade ser maior nos serviços privados. Aconselhará um conhecido sobre ambos os sectores. Não sabe dizer qual dos dois sectores oferece cuidados de saúde adequados. Se tiver todos os recursos financeiros à sua disposição, não sabe qual escolherá, mas disse que a sua escolha dependeria dos benefícios.

A acessibilidade e os preços acessíveis são factores que influenciam a sua escolha de prestação de cuidados de saúde. O resultado é igual em ambos os sectores. Não sabe se o governo italiano subsidia a prestação de cuidados de saúde. Não teve uma má experiência pessoal em ambos os sectores, uma vez que não teve acesso a nenhum. É neutro quanto ao facto de a PHCD ser perfeita e discorda de que a GHCD seja perfeita. Gostou do nível de cuidados dos enfermeiros em ambos os sectores.

CAPÍTULO 20

AUSTRÍACA

É o único austríaco no estudo e constitui 2,22% dos que têm preferência por ambos os sectores. Já tinha acedido ao sector público antes do estudo. A sua preferência deve-se ao facto de o governo garantir que todos estão segurados. Aconselhará um conhecido em ambos os sectores. Afirmou que o governo oferece cuidados de saúde adequados, mas que, se tiver todos os recursos financeiros, irá ao sector privado porque "o nível de qualidade é mais elevado quando se está no hospital (comida, quarto), mas a qualidade do tratamento é a mesma". A acessibilidade dos preços é o fator que influencia a sua escolha de

HCD. '

Afirmou que os resultados são iguais em ambos os sectores e que os doentes são tratados pelo mesmo médico, na sua maioria em equipa. Afirmou que o governo austríaco subsidia a prestação de cuidados de saúde, embora isso não influencie a sua escolha de cuidados de saúde. Ele e a sua entidade patronal pagam a sua conta de saúde. Nunca tinha acedido a cuidados de saúde privados e é neutro quanto ao facto de serem ou não perfeitos. Não teve uma má experiência pessoal no GHCD e concorda plenamente que é perfeito. Gostou do estilo de gestão e do nível de cuidados dos médicos no GHCD e do nível de cuidados dos médicos no PHCD.

Aconselha o Governo austríaco a que a HCD seja mais confortável e que a PHCD seja mais barata.

CAPÍTULO 21

IRÃO

É um dos dois iranianos envolvidos no estudo. Constitui 2,22% dos inquiridos com preferência tanto pela PHCD como pela GHCD. Já tinha acedido ao GHCD antes do inquérito. O motivo da sua preferência é o facto de o governo estar mais bem equipado. Aconselharia um conhecido a frequentar ambos os sectores, afirmando que o governo parece mais responsável. Afirmou que o governo oferece cuidados de saúde adequados dos dois sectores e que frequentará o mesmo se tiver todos os recursos financeiros à sua disposição, declarando que "prefiro cuidados de saúde de dois níveis e um sistema de seguro de saúde subsidiado pelo governo do que fazer o procedimento numa instituição privada".

A disponibilidade é o fator que influencia a sua escolha da HCD. Afirmou que os resultados são iguais em ambos os sectores. Disse que o governo iraniano subsidia a HCD e que isso influencia a sua escolha. Ele e o governo são responsáveis pela sua HCB. Ele paga primeiro e depois o governo reembolsa-o.

Não teve uma má experiência pessoal em ambos os sectores, mas, embora seja neutro quanto à perfeição da PHCD, concorda que a HCD do governo é perfeita. Gostou do estilo de gestão do GHCD e do nível de cuidados dos médicos no PHCD. Aconselhou o governo iraniano a aumentar a dotação orçamental para a saúde e quer que o sector privado cubra mais domínios.

CAPÍTULO 22

ARGENTINA

É a única argentina no estudo. Constitui 2,22% dos inquiridos com preferência por ambos os sectores. Já tinha acedido a ambos os sectores na Argentina antes do inquérito. A sua razão é que o sector privado está mais bem equipado, enquanto as instalações governamentais têm melhores profissionais de saúde. Afirmou que o governo oferece uma HCD satisfatória. Se dispusesse de todos os recursos financeiros, não sabia que sector escolheria, mas afirmou que as suas necessidades médicas o determinariam.

A disponibilidade e a situação de emergência são os factores que influenciam a sua escolha do HCD. Na sua perspetiva, os resultados são iguais em ambos os sectores. O governo argentino subsidia a prestação de cuidados de saúde, embora isso não a influencie. Teve uma má experiência pessoal na PHCD, que consistiu na dificuldade em conseguir uma consulta. Não teve qualquer má experiência anterior no GHCD, mas discorda de que sejam perfeitos.

Gostou do nível de cuidados médicos no GHCD, enquanto no PHCD gostou da rapidez dos resultados laboratoriais. Aconselhou o governo argentino a dar mais dinheiro ao sector da saúde e a cumprir os prazos.28

CAPÍTULO 23

BRASIL

É uma das cinco brasileiras envolvidas no inquérito. Constitui 2,22% dos que têm preferência tanto por GHCD como por PHCD. Já tinha acedido ao HCD público antes do inquérito. A razão da sua preferência é o facto de as taxas do governo serem mais baixas e o privado estar mais bem equipado.

Não sabe dizer qual dos sectores oferece cuidados de saúde adequados. Se dispusesse de todos os recursos financeiros, escolheria o sector privado. A acessibilidade é o fator que influencia a sua escolha de HCD. Acredita que o privado proporciona um melhor resultado no tratamento. Ela disse que o governo brasileiro não subsidia a prestação de serviços de saúde e ela não quer que o governo o faça.

Nunca tinha tido uma má experiência pessoal com cuidados de saúde privados e é neutra quanto ao facto de o privado ser perfeito. Teve uma má experiência pessoal no GHCD sob a forma de atraso nos cuidados de saúde. No entanto, não concorda que o GHCD seja perfeito. Apreciou o nível de cuidados dos paramédicos no GHCD e o nível de cuidados dos enfermeiros no PHCD.

CAPÍTULO 24

BOLÍVIA

É o único boliviano no inquérito. Constitui 2,22% dos que têm preferência pelos dois sectores. Já tinha acedido a ambos os sectores antes do inquérito. A razão da sua perspetiva é que os encargos governamentais são menores e os privados estão mais bem equipados. Afirmou que o privado oferece cuidados de saúde adequados e que, se tiver todos os recursos financeiros à sua disposição, irá ao privado porque "são acessíveis e as voltas são mais rápidas".

A acessibilidade é o fator que influencia a sua escolha de HCD. Afirmou que o resultado do tratamento é melhor no sector privado.

Afirmou que o governo boliviano não subsidia a saúde e que prefere que o governo o faça. Ele e o seu empregador pagam a sua fatura de cuidados de saúde. Não teve uma má experiência pessoal com cuidados de saúde privados. Não concorda que a PHCD seja perfeita. Teve uma má experiência pessoal no GHCD, sob a forma de custos excessivos de tratamento. É neutro quanto ao facto de o GHCD ser perfeito. Gosta do estilo de gestão dos dois sectores.

CAPÍTULO 25

DISCUSSÃO

O desejo de Hipócrates (460 a.C.-370 a.C.) (3) é que seja dada prioridade à saúde do doente, para que este não sofra. No mundo atual, mais de 2000 anos após a morte de Hipócrates, este desejo está agora nas mãos dos operadores de cuidados de saúde, sejam eles privados ou públicos. Mas a questão que se coloca é qual a relação entre estes dois sectores na execução da agenda original de Hipócrates no século XXI? Idealmente, a relação entre ambos os sectores deveria ser sinérgica, colaborativa, complementar, de apoio, com todas as intenções e objectivos no interesse geral do utilizador final, para benefício de todos, tal como declarado e implícito no Juramento de Hipócrates. Na prática, porém, isto pode não ser necessariamente assim.

A relação entre a prestação de cuidados de saúde privados e a prestação de cuidados de saúde públicos difere de um local geográfico para outro e de um país para outro.

Embora a relação possa ser descrita como complementar em alguns casos, colaborativa em alguns casos, competitiva noutros, é surpreendentemente antagónica com uma rivalidade pouco saudável em alguns casos.

Esta relação pode, por vezes, ser inferida a partir da proximidade de cada estabelecimento. Nalguns casos, os prestadores de cuidados de saúde privados instalam as suas instalações a uma curta distância ou num raio de poucos quilómetros de uma instalação governamental para fins que vão desde o desvio de doentes para as suas instalações face a uma ação industrial que envolva a prestação de cuidados de saúde governamental, a prestação de serviços de saúde satisfatórios aos que se sentem lesados pelos maus serviços prestados nas práticas governamentais em alguns países fornecer serviços ou conhecimentos especializados que não estão disponíveis num serviço de saúde público próximo, beneficiando assim de um bom patrocínio e actuando como centro de referência para a instituição pública, fornecer instalações de nível mundial ou próximas de nível mundial num ambiente em que as instalações de saúde públicas disponíveis não atingiram o nível mundial, apesar dos esforços governamentais nesse sentido, e também para atrair os doentes insatisfeitos com os cuidados de saúde públicos devido às longas filas de espera, ao longo tempo de espera e às consultas demasiado longas.

Esta proximidade na localização dos estabelecimentos de saúde privados e dos estabelecimentos de saúde públicos é uma das razões que permite aos utilizadores finais (os doentes) recorrer a ambos os sectores, embora normalmente não o façam em caso de emergência, quando a acessibilidade se torna um fator importante, entre outros.

Nalguns países, os operadores de serviços de saúde privados afirmam que, no total, recebem mais doentes do que os serviços de saúde públicos.

Em suma, estes actos do decisor, tanto no sector privado como no sector público, modulam a perspetiva, razão pela qual algumas multinacionais inquiridas têm preferência por ambos os sectores, como se viu acima.

Em termos analíticos, neste inquérito, embora a maioria dos cidadãos norte-americanos prefira a PHCD e uma minoria prefira a prestação de cuidados de saúde pelo governo, há ainda uma fração que tem preferência por ambos os sectores. O cidadão americano que comentou que "o sector privado poderia desqualificá-lo" não deu mais pormenores sobre o que queria dizer, no entanto, este inquirido tem de compreender que existem diferentes classes de estabelecimentos privados. Alguns têm uma abordagem multidisciplinar, em que existem vários especialistas disponíveis para tratar um conjunto de doenças, outros podem ser um consultório individual de ginecologista, endocrinologista, diabetologista, intensivista, pediatra, cirurgião plástico, etc. A recusa desse consultório individual em aceitar um doente fora do âmbito da sua prática ou especialidade não equivale a desqualificação, mas sim a uma boa prática médica, uma vez que o médico em causa está apenas a considerar a sua limitação/especialização no interesse geral do utilizador final.

O comentário do coreano, que afirma que o pagamento no sector privado estimula a pessoa, é um ponto a ter em conta na prestação de cuidados de saúde em todo o mundo. A participação financeira em qualquer projeto atrai a atenção e o interesse pessoal para o projeto. Embora os serviços de saúde gratuitos sejam bons, especialmente para os indigentes e para o grupo socioeconómico mais baixo, o lado negativo é que, devido à ausência de compromisso financeiro por parte do utilizador final, existe a tendência para não valorizar o serviço de forma adequada, subutilizando-o assim. Esta experiência é observada em muitos contextos comunitários onde o nível de literacia é baixo. No entanto, se o pagamento for efectuado do próprio bolso, espera-se que o prestador de cuidados de saúde dê o devido valor ao dinheiro e que este seja ainda mais valorizado!

Neste inquérito, participaram três canadianos, um dos quais prefere o GHCD e os outros dois, que são canadianos naturalizados, preferem ambos os sectores. Todos os três tinham tido acesso a ambos os sectores antes deste estudo, antes de tomarem a sua decisão. Isto mostra que mesmo o cidadão canadiano naturalizado teve acesso a instalações de cuidados de saúde em ambos os sectores, o que o ajudou a tomar uma decisão informada. Por conseguinte, pode inferir-se que a facilidade de acesso dos estrangeiros aos cuidados de saúde é um bom instrumento que pode ser utilizado pelos países como estratégia na gestão internacional dos cuidados de saúde para atrair os estrangeiros a investirem na sua economia, uma vez que funcionará como um estímulo moral para que os peritos ou expatriados contribuam com as suas competências para o desenvolvimento económico ou de infra-estruturas num país estrangeiro.

O poder de observação dos utilizadores finais da prestação de cuidados de saúde deve ser tido em conta na prestação de cuidados de saúde, independentemente do sector envolvido, uma vez que modula a imagem pública da instituição envolvida. Este facto é visível no comentário deste mexicano que afirma que "no México, os serviços de tratamento e os resultados são melhores no sector privado do que no público". A consciência de que o prestador de cuidados de saúde está a ser avaliado no local de trabalho à medida que os serviços são prestados pode servir de impulso para uma boa prestação de serviços.

Atualmente, algumas unidades são classificadas como de classe mundial, não só pela presença do pessoal, mas também pela qualidade dos cuidados de saúde prestados. Esta reputação resulta não só da declaração de missão do estabelecimento em causa, mas também da perspetiva dos utilizadores finais durante as avaliações, escritas ou verbais, que corroboram as afirmações do estabelecimento.

A magnanimidade do governo alemão na prestação de cuidados de saúde a todos é digna de menção neste artigo, uma vez que teve um impacto positivo na vida dos alemães e foi notada por estes dois inquiridos alemães. Na verdade, a generosidade, a caridade, a benevolência, a liberalidade e a abertura são catalisadores que facilitam a aceitação da prestação de cuidados de saúde pelos cidadãos. Deve ser apreciado que, embora isto seja, até certo ponto, praticável pelo governo, especialmente por aqueles que subsidiam a prestação de cuidados de saúde, incluindo o governo alemão, pode não ser assim tão praticável com as instalações privadas, uma vez que estas têm fins lucrativos, mesmo algumas instalações privadas pertencentes a casas de missão que se estabeleceram como organizações de saúde sem fins lucrativos têm de introduzir taxas de cuidados de saúde para a sua sustentabilidade, de modo a poderem manter-se em atividade, embora a maioria dessas taxas seja tipicamente inferior em comparação com outras taxas de instalações privadas.

As dúvidas sobre o sistema de prestação de cuidados de saúde a escolher em caso de necessidade são um fator de incómodo comum que os indivíduos e as famílias enfrentam de tempos a tempos em todo o mundo, especialmente quando se mudam ou visitam uma nova área ou local neste mundo que está a tornar-se rapidamente uma aldeia global. Assim, estar equipado com factos sobre o tipo e o nível de cuidados de saúde das instalações de saúde circundantes na sua vizinhança e sobre o tipo de especialização disponível é um passo no sentido de tornar o mundo um lugar feliz, porque a qualquer momento um conhecido pode precisar da informação, se não os seus próximos. A questão que se coloca é: que factores tem em conta antes de recomendar um estabelecimento de saúde?

Este inquérito mostra claramente que a experiência do conselheiro desempenha um papel importante no aconselhamento sobre a prestação de cuidados de saúde. Por isso, concordo com a senhora chinesa que afirma que, no que diz respeito ao aconselhamento de um conhecido, ela "depende da experiência", o que não é surpreendente, uma vez que a experiência é o melhor professor. No entanto, a recomendação sobre a prestação de cuidados de saúde, privados ou públicos, deve ser feita no interesse geral do utilizador potencial ou potencial, o conselho deve ser isento de exploração, Se não for capaz de dar tal conselho por razões diversas, cabe-lhe a si admiti-lo ou aconselhar o amigo ou conhecido a procurar uma fonte de informação mais fiável sobre o assunto, porque depender de uma informação errada anterior perante uma emergência pode ser frustrante se o utilizador final acabar por descobrir que agiu com base numa informação errada numa altura em que cada segundo conta e pode ser o fator determinante entre a vida e a morte.

As experiências em matéria de prestação de cuidados de saúde variam de um utilizador final para outro, alguns consideram as experiências suficientemente boas para se sentirem confiantes para frequentar o estabelecimento da próxima vez que a necessidade surgir, algumas experiências são suficientemente más para fazer com que alguns utilizadores jurem, por vezes com queixas, que não voltarão a visitar o estabelecimento, independentemente do que possa acontecer. Mas, surpreendentemente, este chinês com perspetiva tanto para o GHCD como para o PHCD, que teve uma má experiência pessoal no sector privado, continua a afirmar que, se tiver todas as capacidades financeiras, continuará a aceder ao PHCD. Isto sugere que algumas más experiências na prestação de cuidados de saúde são menores, insignificantes e são ofuscadas pelos benefícios que a prestação de cuidados de saúde tem para oferecer.

Os dois indianos deste inquérito que preferiam tanto a GHCD como a PHCD deram uma grande lição aos prestadores de cuidados de saúde sobre a gestão internacional dos cuidados de saúde. Apesar de admitirem que a PHCD estava bem equipada, um deles afirmou que "há melhores médicos nas instalações do governo.

A lição é que o mundo atual aprecia o valor da especialização na prestação de cuidados de saúde. Embora o avanço tecnológico seja uma consideração importante na prestação de cuidados de saúde de qualidade aos utilizadores finais, o objetivo do avanço tecnológico pode ser derrotado se não houver uma combinação adequada de conhecimentos especializados. Do mesmo modo, a especialização sem a tecnologia adequada limita a utilização das competências do especialista à ferramenta disponível. Referir-me-ei a estes dois fenómenos indesejáveis do estado da prática como "dissociação entre tecnologia de cuidados de saúde e perito". "HTED".

Após a invenção da Tomografia Computorizada (TAC), em 1972, pelo engenheiro britânico Godfrey Hounsfield, dos Laboratórios EMI, Inglaterra, e pelo físico sul-africano Allan Cormack, da Universidade Tufts, Massachusetts, uma proeza que fez com que o Prémio Nobel da Fisiologia ou Medicina de 1979 fosse atribuído conjuntamente a Allan M. Cormack e Godfrey N. Hounsfield "para o desenvolvimento da tomografia assistida por computador" (4), demorou algum tempo até que a tomografia computadorizada estivesse disponível para utilização em muitos países, especialmente nos países em desenvolvimento de África e da Ásia, razão pela qual os clínicos criaram a escala de AVC de Siriraj (5) para utilização em áreas ou locais sem acesso à tomografia computadorizada. Os desafios que se colocaram após a aceitação da utilização da TAC na prática clínica foram a formação de médicos e paramédicos na utilização da TAC, a fim de evitar a "dissociação entre tecnologia de cuidados de saúde e especialista" (HTED), um ato que exigia um capital intensivo por parte de um prestador de cuidados de saúde. Infelizmente, até hoje, quarenta e seis anos após a invenção, a TAC continua a ser um luxo dos cuidados de saúde em alguns locais, em vez de uma necessidade, apesar do seu valor diagnóstico e de gestão no tratamento do AVC.

A "tecnologia dos cuidados de saúde para a dissociação de especialistas" (HTED) é um forte fator determinante na escolha da prestação de cuidados de saúde por todas as classes de pessoas em todo o mundo, especialmente entre as elites.

O perigo da dissociação entre a tecnologia da saúde e o especialista (HTED) é que as instalações com este fenómeno terão um desempenho inferior e perderão doentes e, se não forem corrigidas a tempo, podem fazer com que essas instalações percam o reconhecimento e, possivelmente, a acreditação. No entanto, o utilizador final tem uma forma de contornar a situação, como se pode ver no interessante comentário deste indiano: se precisar de obter uma opinião (opinião sobre os cuidados de saúde), obtenha-a junto de alguém do governo (onde afirmaram que há melhores médicos) e depois execute a opinião em hospitais privados (onde afirmaram que há melhor equipamento), como testes, procedimentos, etc. Que perspetiva racional para fazer com que as coisas funcionem para os utilizadores finais, onde os prestadores têm desafios na gestão dos cuidados de saúde.

A procura de atenção é um comportamento comum dos utilizadores finais da prestação de cuidados de saúde, independentemente do sector envolvido. Cabe ao prestador de cuidados de saúde encarar este aspeto como um fator importante a ter em conta quando lida com as preocupações dos utilizadores finais e até mesmo dos seus familiares. Esta componente comportamental dos utentes dos cuidados de saúde, quer seja abordada ou não, costuma causar uma impressão duradoura no utente final, que se sentirá insatisfeito se for negligenciada ou se não lhe for dada a devida atenção. Isto é demonstrado no comentário de um dos sul-africanos deste estudo que se queixou de lhe terem dado analgésicos e de lhe terem pedido para vir mais tarde coser a ferida. A atenção de que este utilizador final necessitava foi prestada em parte, mas não na totalidade. Embora não tenha declarado quanto tempo antes do inquérito isto aconteceu, a memória do facto permanece na sua mente e ele escreveu-o apesar de ser natural da África do Sul. Por isso, nunca é demais sublinhar o papel da atenção médica adequada durante os serviços e consultas de cuidados de saúde. No entanto, tenho a certeza de que ele terá outras boas histórias para contar sobre o GHCD sul-africano, porque, apesar da sua má experiência pessoal no sector, ele continua a incluir o GHCD sul-africano na sua lista de preferências em matéria de prestação de cuidados de saúde.

Neste inquérito, os malaios aconselharam o utilizador final dos cuidados de saúde a utilizá-los de forma sensata e a não abusar deles. A questão é saber o que constitui uma utilização sensata dos cuidados de saúde e um abuso dos cuidados de saúde. O abuso dos cuidados de saúde constitui um comportamento como desrespeitar os trabalhadores do sector da saúde, os médicos, os enfermeiros e os paramédicos; o abuso sexual de uma enfermeira é uma violação dos seus direitos humanos e constitui um abuso; a agressão física de um prestador de cuidados de saúde constitui uma falta grave e algumas instalações têm o princípio de recusar mais cuidados médicos ou tratamento a esse infrator; a fuga das enfermarias de internamento enquanto se aguarda a liquidação da fatura é também um abuso. Alguns utentes dos serviços de saúde dirigem-se aos estabelecimentos de saúde para apresentar queixas, de modo a poderem obter medicamentos para outros membros da sua família que não têm acesso a um determinado regime de saúde a que têm direito. Alguns apresentam queixas falsas para efeitos de pedido de seguro, outros apresentam pessoas diferentes das verdadeiras para se registarem e beneficiarem de um plano de saúde. Outra forma de abuso consiste em não fornecer todos os pormenores de uma queixa médica durante a consulta por receio de receber uma fatura avultada. Esta é uma forma de abuso dos cuidados de saúde que se observa habitualmente em zonas onde se pratica o pagamento do próprio bolso na prestação de cuidados de saúde, especialmente na PHCD. Todas estas formas de abuso não são do interesse geral do utente final e, por vezes, limitam a qualidade do serviço prestado ao doente, situação que poderia ter sido evitada se o utente final fosse suficientemente aberto! Por outro lado, a utilização sensata dos cuidados de saúde inclui a apresentação atempada a uma unidade de saúde quando se está doente, a participação em vários programas de rastreio organizados pelo governo ou por organizações não governamentais, o que permite a deteção precoce de doenças, por exemplo, rastreio do cancro da mama, rastreio da diabetes, verificação da tensão arterial, etc. Outras utilizações sensatas dos cuidados de saúde incluem a submissão e a participação em investigações no domínio dos cuidados de saúde, quer em estado de saúde (como controlo), quer em estado de doença, uma vez que as informações recolhidas não serão utilizadas apenas para a geração atual, mas também para a geração vindoura e para a geração ainda por nascer. A informação pode mesmo ser utilizada para o participante na investigação no presente ou num futuro próximo. Em suma, de acordo com este inquirido da Malásia, a utilização sensata dos serviços de saúde é boa e o abuso é indesejável.

O valor do sistema de saúde não se baseia apenas nos serviços de médicos, enfermeiros e paramédicos, mas alguns utilizadores finais dão uma visão holística de todo o sistema para formar uma opinião. Isto foi demonstrado pelo único austríaco neste estudo, que afirmou que a qualidade do tratamento é a mesma em ambos os sectores, mas o padrão difere com base na consideração dos serviços prestados aos doentes nos dois sectores, com base nas condições do quarto e na qualidade da comida. Por outras palavras, o ambiente em que os serviços de saúde são prestados é importante para a satisfação dos doentes.

A Organização Mundial de Saúde incentiva normalmente os países a consagrarem uma determinada percentagem da sua dotação orçamental à saúde, embora tenha havido uma alegada "recomendação" da OMS no sentido de os países gastarem 5% do PIB do Produto Interno Bruto na saúde, uma recomendação que nunca foi formalmente aprovada e que tem pouca base na realidade. A questão relevante a considerar em todo e qualquer país antes da afetação orçamental inclui: Quais são os problemas de saúde que enfrentamos? Qual é o estado de saúde a que aspiramos? Qual a eficácia dos nossos serviços, actividades e políticas de saúde? Quais são os preços dos factores de produção? O iraniano e o argentino, neste inquérito, embora prefiram a GHCD, continuam a querer mais dotações orçamentais para o sector da saúde. É de notar que a dotação orçamental para a saúde pode não ser necessariamente distribuída de forma uniforme pelos estados, regiões ou distritos de um país. O orçamento atribuído deve refletir as prioridades desses serviços.

O princípio geral consiste em afetar recursos às comunidades com maior potencial para beneficiar da afetação. O orçamento estimado é a despesa estimada necessária para a execução dos planos de serviços. No entanto, o orçamento atribuído é normalmente inferior ao montante estimado. Isto deve-se ao facto de os fundos atribuídos ao Departamento / Município serem normalmente inferiores ao que é solicitado. Por esta razão, a Equipa de Gestão Distrital tem que ser muito criativa para alocar ou distribuir os recursos limitados de acordo com as prioridades do distrito. Um quadro de despesas a médio prazo bem aplicado fornece uma orientação para futuras afectações, limitando a necessidade de trabalhar com orçamentos reduzidos (8).

A necessidade de tornar a prestação de cuidados de saúde universalmente acessível pode ser facilmente alcançada se o governo de cada país disponibilizar a prestação de cuidados de saúde não só nas cidades, nas zonas desenvolvidas e nas zonas semi-urbanas, mas também na parte mais remota do seu território, incluindo as zonas onde o estilo de vida humano ainda é primitivo. Embora a utilização de uma clínica móvel nalguns países seja um esforço no sentido de facilitar a acessibilidade, a existência de um local permanente de prestação de cuidados de saúde nesses locais será um grande complemento a esse esforço, para benefício de todos. Esta questão da acessibilidade universal nos cuidados de saúde pode ser conseguida não só pelo governo, mas também pelo sector privado. O pedido dos iranianos neste inquérito para que sejam abrangidos mais domínios é um passo na direção certa.

Como já foi referido no primeiro artigo, com exceção dos EUA e da Holanda, as respostas/perspectivas dadas neste inquérito foram dadas fora do país dos inquiridos, pelo que creio que o receio de intimidação é menor ou inexistente por parte dos inquiridos, pelo que praticamente todos se mostraram abertos em relação ao sistema de saúde do seu país em ambos os sectores. No entanto, é de notar que as perspectivas partilhadas neste inquérito não são as do autor, mas sim as dos inquiridos.

O facto de o estudo ter sido realizado fora da Nigéria, com a exclusão dos nigerianos na diáspora, é um ponto adicional para a credibilidade deste inquérito. O objetivo é evitar preconceitos desnecessários. Em suma, este artigo foi escrito não para acusar qualquer país ou governo, mas com uma perspetiva de melhorar a saúde e a paz a nível mundial, uma vez que a saúde é riqueza. Além disso, uma vez que a opinião dos inquiridos difere de um país para o outro, um estudo futuro poderia analisar o tipo de prestação de cuidados de saúde praticado em cada país, quer se trate de cuidados de saúde universais ou de um sistema de seguros baseado no sistema dos Estados Unidos, em relação à perspetiva dos inquiridos...

As limitações deste estudo incluem a pequena dimensão da amostra de inquiridos e a escassez do número de países envolvidos no estudo. A barreira linguística foi outra limitação, uma vez que o questionário foi impresso em inglês. Recordo-me vivamente de um casal espanhol que manifestou interesse em participar, mas que não pôde fazê-lo porque só falava e escrevia em espanhol. Num estudo futuro, é possível envolver mais países e inquiridos no estudo com a tradução do questionário para outras línguas importantes do mundo.

CAPÍTULO 26

CONCLUSÃO

A relação de trabalho entre o governo e os estabelecimentos de saúde privados deve ser cordial, forte, colaborativa, sinérgica e orientada para uma melhor saúde global em todos os momentos e idades, o que pode ajudar a fomentar a unidade e a paz entre a humanidade, reduzir ao mínimo as epidermias e as pandemias e ajudar a travar as doenças contagiosas ou transmissíveis perigosas de importância global.

O mundo atual reconhece o valor da especialização na prestação de cuidados de saúde. Embora o avanço tecnológico seja uma consideração importante na prestação de cuidados de saúde de qualidade aos utilizadores finais, o objetivo do avanço tecnológico pode ser derrotado se não houver uma combinação adequada de conhecimentos especializados. Do mesmo modo, a especialização sem a tecnologia adequada limita a utilização das competências do especialista à ferramenta disponível. Refiro-me a estes dois fenómenos indesejáveis da prática como "dissociação entre tecnologia de cuidados de saúde e perito". "HTED".

A "dissociação entre tecnologia de cuidados de saúde e especialista" (HTED) é um forte fator determinante na escolha dos cuidados de saúde por todas as classes de pessoas em todo o mundo, especialmente entre as elites.

O perigo na tecnologia da saúde para a dissociação de peritos (HTED) é que as instalações com este fenómeno terão um desempenho inferior e perderão doentes e, se não forem corrigidas a tempo, podem fazer com que essas instalações percam o reconhecimento e, possivelmente, a acreditação.

A procura de atenção é um comportamento comum dos utilizadores finais da prestação de cuidados de saúde, independentemente do sector envolvido. Cabe ao prestador de cuidados de saúde encarar este facto como um fator importante a ter em conta quando lida com as preocupações dos utilizadores finais e até mesmo com a sua relação

Recentemente, verificou-se um ressurgimento e um novo surto da doença do vírus Ébola na República Democrática do Congo. O papel da colaboração entre o sector privado e o governo não deve ser esquecido para vencer a guerra contra a doença.

CAPÍTULO 27

RECONHECIMENTO

Quero agradecer a todos os numerosos inquiridos multinacionais que tiraram tempo da sua agenda para preencher o questionário, sem os quais este trabalho de investigação não teria sido possível, apesar da sua concetualização. Agradeço-vos a todos.

CAPÍTULO 28

DIVULGAÇÃO

Nada a revelar.

CAPÍTULO 29

FINANCIAMENTO

Este projeto não foi financiado por qualquer organização ou organismo governamental ou não governamental.

REFERÊNCIAS

1. Bolanle AA (2018) Perspetiva multinacional sobre a prestação de cuidados de saúde: Privado versus Governo. J Appl Biotechnol Bioeng 5(1): 00109.

2. Organização Mundial de Saúde.Constituição da OMS: princípios.2018 OMS. http://www.who.int/about/mission/en/

3. Biografia de Hipócrates. O sítio Biography.com. https://www.biography.com/people/hippocrates-082216

4. Nobelprize.org. O Prémio Nobel da Fisiologia ou Medicina 1979.

5. N Poungvarin, A Viriyavejakul e C Komontri. Siriraj stroke score and validation study to distinguish supratentorial intracerebral haemorrhage from infarction. BMJ. 1991 Jun 29; 302(6792): 1565-1567.

6. Organização Mundial de Saúde, Genebra. How Much Should Countries Spend on Health? DOCUMENTO DE REFLEXÃO NÚMERO 2 - 2003

7. Organização Mundial de Saúde. Resumos técnicos para decisores políticos, número 2, 2008.

8. Afetação do orçamento. *Gestão Financeira: Uma visão geral e um guia de campo para as equipas de gestão distrital.*

APÊNDICE

QUESTIONÁRIO

PERSPECTIVA MULTINACIONAL SOBRE A PRESTAÇÃO DE CUIDADOS DE SAÚDE: SECTOR PRIVADO VERSUS SECTOR PÚBLICO

Este estudo científico tem por objetivo estudar as perspectivas das pessoas sobre a prestação de cuidados de saúde por serviços de saúde privados em comparação com os oferecidos pelo governo do seu país de residência.

SECÇÃO A: DEMOGRAFIA

OCUPAÇÃO --------------------------------

NACIONALIDADE (assinalar com um círculo)

Americano -- nativoAmericano negro---

-- CanadianoSul-americano(Estado da nacionalidade) ------

-- Holandês-=Francês---

Britânico --- Europeu (nacionalidade) --

NigerianAfrican ------------------------------------ (State Nationality)---

-- Japonês-Chinês-

-- Coreano-indiano--

-- País de origem dos australianos
-- (especificar)---

É NATIVO DO SEU PAÍS DE DOMICÍLIO OU É NATURALIZADO NO MESMO? (Circule a resposta)
-- NativoNaturalizadoSe

se naturalizar, qual é o seu país de origem---

B IDADE -- SEXO --------------MF-----------------

RELIGIÃO(Círculo): CRISTÃ MUSLIM ATEÍSTA BUDISTA OUTRAS (especificar) -------------------------------

SECÇÃO B : PERGUNTAS DO INQUÉRITO

1 .PREFERE UM ESTABELECIMENTO DE SAÚDE PRIVADO OU PÚBLICO? (Faça um círculo à volta do que interessa)

i.Privado ii-------------------.Governo -------------------------------iii.Ambos-------------------------------------

TEVE ACESSO A CUIDADOS DE SAÚDE EM ALGUM DESTES LOCAIS ANTES

i.Privado ii-------------------.Governo -------------------------------iii.Ambos ---------iv.Nenhum------------

2 DÊ A(S) RAZÃO(ÕES) PELA(S) QUAL(IS) PREFERE UMA À OUTRA (pode assinalar mais do que uma resposta) i.Os encargos governamentais são menoresii ---.Os encargos privados são menores------------------------

iii. os estabelecimentos públicos estão mais bem equipadosiv --. os privados estão mais bem equipados --------------------

v.A confidencialidade é melhor num estabelecimento privadovi--.Outros (especificar) ---

3a. QUAL DESTES OUTFITS CONSELHARIA A UM AMIGO OU A UMA ADMIRÁVEL A ASSISTIR?

i.PrivadoII -----.Governamentalii ------Qualqueriv------.Ambos---------

3b. Indicar a(s) razão(ões) --

4.QUAL DOS DOIS OFERECE, EM MÉDIA, CUIDADOS DE SAÚDE SATISFATÓRIOS? (Circule conforme apropriado) i.Governamentali .Privadoiii .I Não sei dizeriv .Os serviços são os mesmos

5a.SE TIVER TODOS OS RECURSOS À SUA DISPOSIÇÃO EM TERMOS FINANCEIROS E QUISER ESCOLHER, PARA QUE IRÁ? (Faça um círculo à volta do que for apropriado)

i.Governamentali .PrivadoII .Não sei5b .Dar

motivo(s)

6. QUE FACTOR(ES) INFLUENCIA(M) A SUA ESCOLHA DE PRESTAÇÃO DE CUIDADOS DE SAÚDE

i.Acessibilidadeii .Preço acessível iii.Disponibilidade iv.Situação de emergência

v.Outros (especificar) ---

7.RESULTADO QUAL ACHA QUE PROPORCIONA MELHORES RESULTADOS DE TRATAMENTO DOS DOIS?

i.Governamentali .Privadoiii .Os resultados são iguaisDar

motivo(s) ---

8.NO SEU PAÍS DE DOMICÍLIO O GOVERNO SUBSIDIA A PRESTAÇÃO DE CUIDADOS DE SAÚDE? (Circule a resposta) SimNãoNão sabe

9. SE SIM À PERGUNTA 8, ISTO INFLUENCIA A SUA ESCOLHA DE PRESTAÇÃO DE CUIDADOS DE SAÚDE? i. Sim ii. Não iii. Não tenho a certeza---

10.SE A RESPOSTA À PERGUNTA 8 FOR NEGATIVA, PREFERE QUE O SEU GOVERNO SUBSIDIE A PRESTAÇÃO DE CUIDADOS DE SAÚDE? (Faça um círculo à volta do que for apropriado) SimNão

11.QUEM PAGA A SUA CONTA DE SAÚDE?

i.Próprio ii.Empregador iii.Outros(Especificar)---

12.JÁ TEVE UMA MÁ EXPERIÊNCIA PESSOAL COM A PRESTAÇÃO DE CUIDADOS DE SAÚDE PRIVADOS?

Sim ---Não ---------- I Não acedeu anteriormente a um consultório médico privado -----------

EM CASO AFIRMATIVO, PODE EXPLICAR SUCINTAMENTE

13. EM CASO NEGATIVO, CONSIDERA QUE OS PRÁTICOS PRIVADOS SÃO PERFEITOS?

Concordo ----------------plenamenteAcordoNeutroDiscordoDiscordo plenamente ---------------------

14.JÁ TEVE UMA MÁ EXPERIÊNCIA PESSOAL NA PRESTAÇÃO DE CUIDADOS DE SAÚDE PELO ESTADO? Sim-NãoAchei ----------------a prestação de cuidados de saúde públicos antes--------------------------

1.1 EM CASO AFIRMATIVO, PODE EXPLICAR SUCINTAMENTE

1.2 EM CASO NEGATIVO, CONSIDERA QUE A PRESTAÇÃO DE CUIDADOS DE SAÚDE PELO GOVERNO É PERFEITA? (Faça um círculo à volta da resposta correta) Concordo totalmente -

ConcordoNeutroDiscordoDiscordo totalmente -------------

17 O QUE LHE AGRADA NA PRESTAÇÃO DE CUIDADOS DE SAÚDE PELO GOVERNO? (Circule a sua opção)

i.Estilo de gestãoii .Nível de cuidados dos médicos

iiiNível de cuidados dos enfermeirosiv .Nível de cuidados dos paramédicos

vi.Outros(Especificar) ---

18 .O QUE É QUE GOSTA NA PRESTAÇÃO DE CUIDADOS DE SAÚDE PRIVADOS?

i.Estilo de gestãoii .Nível de cuidados dos médicos

iii Nível de cuidados dos enfermeirosiv .Nível de cuidados dos paramédicos

iv Outros (especificar)--

19. já esteve envolvido em turismo médico antes? (Circule)

i.Sim ii.Não iii.Não sei o que é turismo médico

20. EM CASO DE RESPOSTA AFIRMATIVA À PERGUNTA 19, A SUA EXPERIÊNCIA ANTERIOR NO SEU PAÍS EM MATÉRIA DE CUIDADOS DE SAÚDE

O SISTEMA AFECTA A SUA DECISÃO? i.Sim ii.Não

21 COMO PENSA QUE A PRESTAÇÃO DE CUIDADOS DE SAÚDE PELO GOVERNO PODE MELHORAR (Explique brevemente)---

22 COMO PENSA QUE A PRESTAÇÃO DE CUIDADOS DE SAÚDE PRIVADOS PODE MELHORAR (explicar sucintamente)

23 já acedeu a um serviço de prestação de cuidados de saúde em parceria entre o sector privado e o sector público? i.Simii .Não---iiiNão sei

24a.SE SIM À QUESTÃO. 23 CONSIDERA QUE OS SERVIÇOS PRESTADOS PELA PRESTAÇÃO CONJUNTA DE CUIDADOS DE SAÚDE PRIVADOS/GOVERNAMENTAIS SÃO MELHORES DO QUE i.Só o sector privado Sim Não ii.Só o sector público Sim---Não---

24b.JUSTIFIQUE A SUA RESPOSTA ---

25 .QUALQUER COMENTÁRIO DE CARÁCTER GERAL SOBRE A PRESTAÇÃO DE CUIDADOS DE SAÚDE

OBRIGADO PELO VOSSO TEMPO.

UM ESTUDO DO DR. ADEGBENGA B. ADEMOLU (NIGERIANO)

TABLE 2: DISTRIBUTION OF MULTINATIONAL RESPONDENTS WITH PREFERENCE FOR PRIVATE AND GOVERNMENT HEALTH SECTOR

COUNTRY	PERCENTAGE (%) OF RESPONDENTS	COUNTRY	PERCENTAGE (%) OF RESPONDENTS
UNITED STATES OF AMERICA	17.78	TAIWAN	2.22
KOREANS	17.78	MALAYSIA	2.22
BRITON	6.67	SINGAPORE	2.22
AUSTRALIAN	6.67	FRANCE	2.22
CANADIAN	4.44	ITALY	2.22
MEXICAN	4.44	AUSTRIAN	2.22
GERMAN	4.44	IRAN	2.22
CHINA	4.44	ARGENTINA	2.22
INDIA	4.44	BRAZIL	2.22
SOUTH AFRICAN	4.44	BOLIVIA	2.22
EGYPT	2.22		

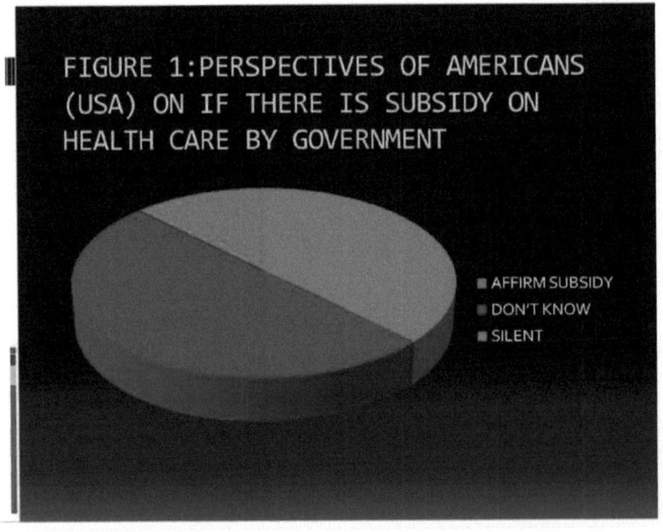

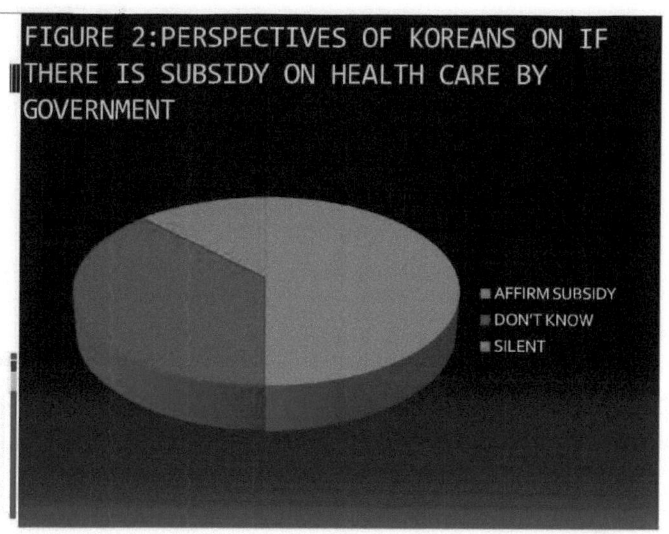
FIGURE 2:PERSPECTIVES OF KOREANS ON IF THERE IS SUBSIDY ON HEALTH CARE BY GOVERNMENT
AFFIRM SUBSIDY
DON'T KNOW
SILENT

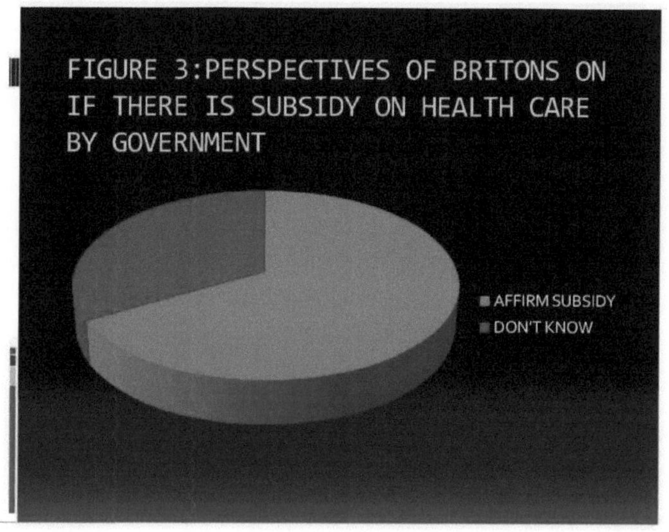
FIGURE 3:PERSPECTIVES OF BRITONS ON IF THERE IS SUBSIDY ON HEALTH CARE BY GOVERNMENT
AFFIRM SUBSIDY
DON'T KNOW

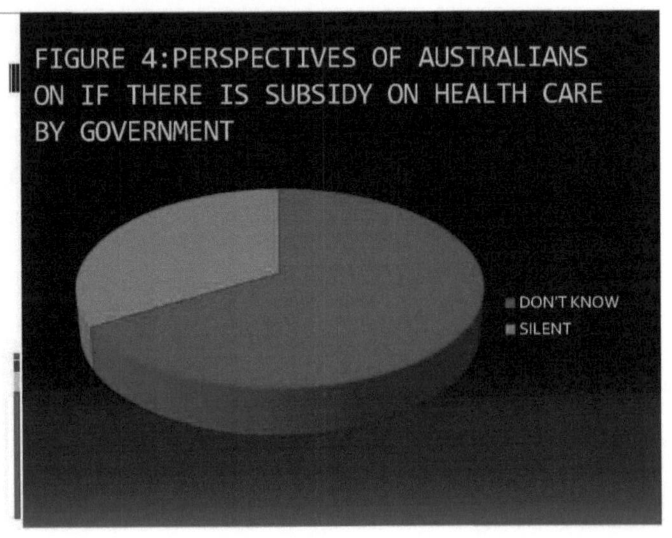
FIGURE 4:PERSPECTIVES OF AUSTRALIANS ON IF THERE IS SUBSIDY ON HEALTH CARE BY GOVERNMENT
DON'T KNOW
SILENT

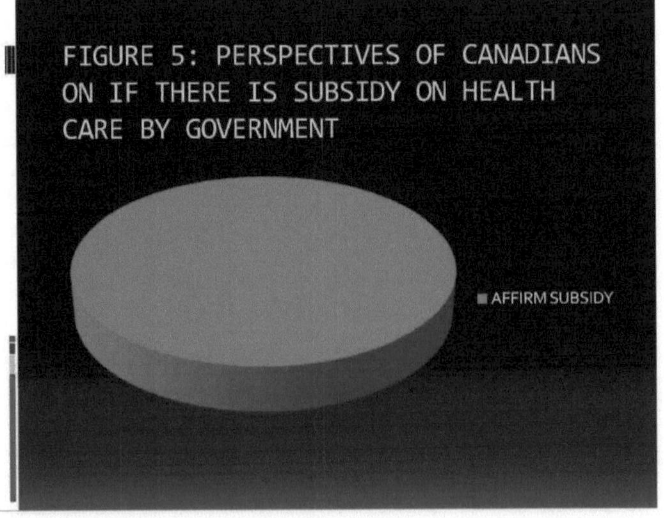
FIGURE 5: PERSPECTIVES OF CANADIANS ON IF THERE IS SUBSIDY ON HEALTH CARE BY GOVERNMENT
AFFIRM SUBSIDY

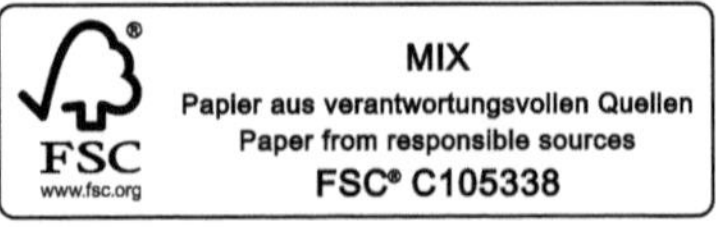

Printed by Books on Demand GmbH, Norderstedt / Germany